BEI GRIN MACHT SICH IHR WISSEN BEZAHLT

- Wir veröffentlichen Ihre Hausarbeit, Bachelor- und Masterarbeit

- Ihr eigenes eBook und Buch - weltweit in allen wichtigen Shops

- Verdienen Sie an jedem Verkauf

Jetzt bei www.GRIN.com hochladen und kostenlos publizieren

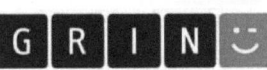

Intensivierung des Kassenwettbewerbs durch integrierte Versorgung und Disease Management

Aylin Aydogan

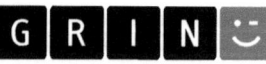

Bibliografische Information der Deutschen Nationalbibliothek:

Die Deutsche Nationalbibliothek verzeichnet diese Publikation in der Deutschen Nationalbibliografie; detaillierte bibliografische Daten sind im Internet über http://dnb.d-nb.de abrufbar.

ISBN: 9783346964670
Dieses Buch ist auch als E-Book erhältlich.

Druck und Bindung: Books on Demand GmbH, Norderstedt Germany
Gedruckt auf säurefreiem Papier aus verantwortungsvollen Quellen

Das vorliegende Werk wurde sorgfältig erarbeitet. Dennoch übernehmen Autoren und Verlag für die Richtigkeit von Angaben, Hinweisen, Links und Ratschlägen sowie eventuelle Druckfehler keine Haftung.

Das Buch bei GRIN: https://www.grin.com/document/1414560

UNIVERSITÄT DUISBURG ESSEN

Fachbereich: Sozialwissenschaften

Studiengang: Medizinmanagement für Wirtschaftswissenschaftler (M.A.) –
Master of Arts

Hausarbeit: Themen der Zentralen Gesundheitspolitik

Intensivierung des Kassenwettbewerbs durch Integrierte Versorgung und Disease Management

vorgelegt der Fakultät Wirtschaftswissenschaften der Universität Duisburg Essen,
Campus Essen

Inhaltsverzeichnis

Abbildungsverzeichnis

Tabellenverzeichnis

Abkürzungs- und Akronymverzeichnis

%	Prozent
&	und
€	Euro (europäische Wirtschafts- und Währungsunion)
§	Paragraph
Abb.	Abbildung
Abs.	Absatz
AOK	allgemeine Ortskrankenkasse
ärztl.	ärztlich
bspw.	beispielsweise
CC IV	Competence Center Integrierte Versorgung
COPD	chronisch obstruktive Lungenerkrankung
D2D	Doctor to Doctor
DM	deutsche Mark (damalige Währung)
DMP	Disease-Management- Programme
EDV	elektronische Datenverarbeitung
ELSID	Evaluation of a Large Scale Implementation of Disease Management Programs for patients with type 2 diabetes
ff.	fortfolgende
gem.	gemäß
ggf.	gegebenenfalls
GKV	gesetzliche Krankenkasse
GmbH	Gesellschaft mit beschränkter Haftung
grs.	grundsätzlich
HJ	Halbjahr
i.d.R.	in der Regel
i.R.d.	im Rahmen der

i.V.m.	in Verbindung mit
Infas	Institut für angewandte Sozialwissenschaften GmbH
IV	Integrierte Versorgung
KHK	koronare Herzkrankheit
KK	Krankenkasse
KORA	Kooperative Gesundheitsforschung in der Region Augsburg
med.	medizinisch
Mio.	Millionen
Morbi RSA	morbiditätsorientierte Risikostrukturausgleich
P4P	Pay for Perfomance
PIV	populationsbezogene integrierte Versorgung
RSA	Risikostrukturausgleich
SGB V	Sozialgesetzbuch fünf
TE/ EWE	Teilnahme-/Einwilligungserklärung
u.a.	unter anderem
WIAD	wissenschaftliches Institut der Ärzte Deutschlands
z.B.	zum Beispiel

1 Einleitung

Die Arbeit basiert auf der Vorlesung „Zentrale Themen der Gesundheitspolitik".
In dieser Arbeit werden die integrierte Versorgung und das Disease-Management-Programm (DMP) erklärt.

Im Gesamten sollen, durch die Ausarbeitung, die Erfolge der integrierten Versorgung und des Disease-Management-Programms verdeutlicht werden.

1.1 Vorgehensweise

Nach dem einführenden Kapitel folgt im ersten Teil die Vorstellung der integrierten Versorgung. Der letzte Teil befasst sich mit der Definition, Funktion und dem Ziel der DMP. Im nachfolgenden Abschnitt wird ein besonderes Augenmerk auf die Ergebnisse der Studien gesetzt.

Daran anschließend erfolgen im letzten Abschnitt Fazit und Ausblick.

1.2 Zielsetzung

In der vorliegenden Arbeit werden die integrierte Versorgung und das Disease-Management-Programm behandelt.
Im Fokus dieser Arbeit sind praxisbezogene Themen, Probleme und Lösungsansätze aufgearbeitet.

2 Integrierte Versorgung

2.1 Definition

Die Integrierte Versorgung (IV) ermöglicht eine patientenorientierte, interdisziplinäre med. Versorgung. Dies geschieht in Form einer engen Kooperation der unterschiedlichen Leistungserbringer (z.B. Ärzte, Krankenhäuser, medizinische Versorgungszentrum, Reha-Einrichtungen). Dabei erfolgt eine Verbesserung der Qualität, sowie der Wirtschaftlichkeit der medizinische (med.) Versorgung. Der Unterschied ist durch die integrierten Strukturen der Anbieter in den ambulanten und stationären Versorgungseinrichtungen gegeben. Insofern umfassen die Verträge der Krankenkassen (KK) grs. alle med. Belange der eingeschriebenen Versicherten. Auch decken sie einzelne Indikationen ab. Die Teilnahme an der IV ist selbstverständlich freiwillig. Außerdem werden die erbrachten Leistungen i.R.d. IV-Verträge jenseits der Gesamtvergütung honoriert.[1] Die Rechtsnorm der IV ist in § 140a-d SGB V geregelt.

2.2 Ziel

Das Ziel der IV ist die Versorgungsqualität, mittels der interdisziplinären, sowie fachübergreifenden Kooperation bzw. Zusammenarbeit der Leistungserbringer, zu verbessern. Diese entsteht infolge der Sektorengrenzen. Weiterhin dient die IV in der Versorgung zur Verbesserung der Erschließung von Wirtschaftlichkeitsreserven.[2]

2.3 Anschubfinanzierung

Mit der am 01.01.2004 eingeführten Anschubfinanzierung des Gesundheitsmodernisierungsgesetzes wurden die notwendigen finanziellen Anreize geschaffen. Dies bewirkte, „dass keine weiteren Mittel durch die KK zur Verfügung gestellt werden mussten"[3]. Jährlich werden hier „1% der ärztl. Gesamtvergütung (220 Mio. €) und 1% der Rechnungsbeträge der Krankenhäuser

---

[1] Vgl. AOK- Bundesverband.
[2] Vgl. Ulrike Elsner, vdek.
[3] M. Schütte / D. Homscheid (2010) S. 4.

(460 Mio. €) einbehalten".[4] Dies dient lediglich der Bewältigung der Kosten in der IV. Der gesetzlichen Krankenversicherung (GKV) stehen somit 680 Mio. € zur Finanzierung der IV zur Verfügung. Dies bezieht sich auf den ambulanten und den stationären Sektor. Die Entwicklung eines sektorübergreifenden Case Managements, die als besondere Integrationsaufgabe anzusehen ist, kann mittels der Anschubfinanzierung beglichen werden.[5] Aufgrund des 1% Abzuges, der für die Verwendung für die Teilnehmer der IV gedacht ist, besteht hiermit ein Anreiz- und ein Sanktionsmechanismus. Dies bewirkt zum einen Mehrerlös, zum anderen wiederum einen Budgetabzug.[6] Seither tragen die KK die Pflicht, an die Registrierungsstelle die abgeschlossenen Verträge zu melden.[7] Die Anschubfinanzierung wurde somit bis zum 31.12.2008 verlängert.[8] Aufgrund der finanziellen Anreize kam es zu einem sprunghaften Anstieg der geschlossenen Verträge.

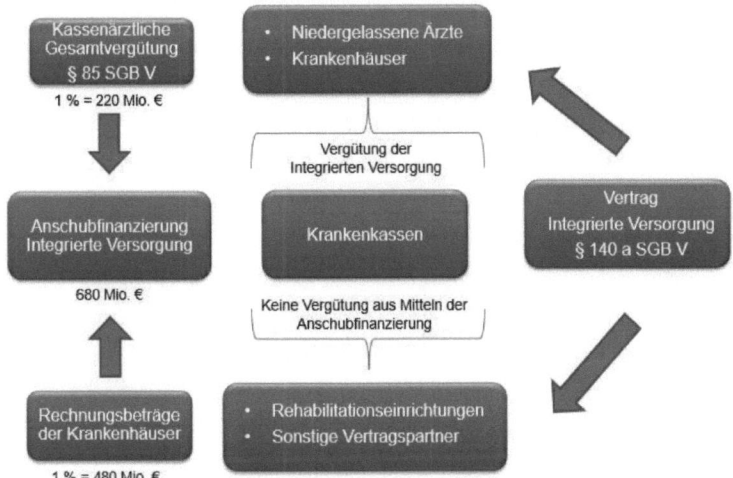

Abbildung 1: Anschubfinanzierung der Integrierten Versorgung
(Quelle: In Anlehnung an: König, J. (2006), Integrierte Versorgung S. 74.)

---

[4] Vgl. Carenoble - Gesellschaft für Gesundheitsökonomie, (Stand 30.12.2007).
   M. Schütte, D. Homscheid (2010) S. 4.
[5] Vgl. S. § 140d Abs. 1 S. 2 (BGBl. I, S. 2495) SGB V (2009).
[6] Vgl. V. Amelung et al. (2006), S.23.
[7] Vgl. M. Schütte; D. Homscheid (2010) S. 5.
[8] S. BGBl. I vom 30.12.2006 Art. 1 Nr. 14 Vertragsarztrechtsänderungsgesetz.

2.4 Versorgungskonzepte

2.4.1 Medizinische Versorgung

Seit der Gesundheitsreform im Jahr 2004 haben die Gesetzgeber, mittels der Modernisierung der GKV, die Möglichkeit erlangt, mit den einzelnen Leistungserbringern Verträge zur IV über Selektivverträge zu schließen. Der Selektivvertrag bezeichnet in der GKV den Abschluss der Versorgungsverträge mit den einzelnen Leistungserbringern. Anhand der Selektivverträge soll die Effizienz und die Qualität der Behandlung von Patienten gesteigert werden, um eine Erleichterung der umgesetzten Innovationen zu erreichen. Die Selektivverträge sind als bedarfsgerechte Ergänzung in Korrelation mit der regionalen und indikationsbezogenen Versorgungsstruktur zu sehen. Die stetige Änderung der gesetzlichen Rahmenbedingungen bewirkte eine vertragliche Entwicklung, u.a. zum Wegfall der Anschubfinanzierung oder zur Einführung der Vorlagepflichten. Diese Änderung nahm stets einen Einfluss auf die Intensivierung des Wettbewerbs oder auf die Ausgestaltung der Morbi-RSA. Zudem bezweckte dies auch stetige Veränderungsprozesse der kollektivvertraglichen Regelversorgung, indem die bestehenden Defizite bereinigt wurden. Im Rahmen der weitgehenden Änderungen im GKV-Versorgungsverstärkungsgesetz, beschlossen die Gesetzgeber die Verträge nach § 73a ff. SGB V i.V.m. § 140a ff. SGB V zu reformieren. Im Zuge dieser Neufassung, wurde den KK für den Vertrag mehr Gestaltungsspielraum gewährt. Des Weiteren wurden die Selektivverträge für die Umsetzung der Versorgungsinnovation eingeführt. Letztendlich trägt die IV zur Verbesserung der Patientenversorgung bei und darf nicht zum Zweck der Machtverlagerung missbraucht werden.[9]

2.4.2 Populationsbezogene Integrierte Versorgung

Da es keine einheitliche Definition der „integrierten Versorgung" gibt, wurde durch die österreichische Sozialversicherung eine Definition als Grundlage aller Ausführungen erschaffen. Danach wurde die populationsbezogene integrierte Versorgung (PIV) vorgenommen. „Eine Integrierte Versorgung ist für das CC IV eine

---

[9] Vgl. L. Lieschke (2009), S. A 2228 – A 2230.

- patientenorientierte,

- kontinuierliche,

- sektorübergreifende und/oder interdisziplinäre und

- nach einem standardisierten Behandlungskonzept ausgerichtete Versorgung".[10]

Vom PIV wird gesprochen, "wenn die Aufbau- bzw. Ablauforganisation der Vertragsform

- umfassend (nicht indikationsspezifisch),

- qualitätsorientiert,

- kooperativ/vernetzend,

- effektiv und effizient, sowie

- zeitgerecht

ist"[11]. Demzufolge sind sie nach regionalen Kriterien (bspw. Bevölkerung eines Bezirks) kategorisiert worden. Damit haben diese zu unterschiedlichem Ausmaß Anteil an der Finanzierung der Versorgungsformen. Bei dem PIV können auch Versorgungsformen, wie z.B. das DMP miteinbezogen werden.

Ab dem 01.11.2005 hat die Managementgesellschaft Gesundes Kinzigtal GmbH mit der AOK Baden-Württemberg einen populationsbezogenen Vertrag zur IV nach § 140 SGB V geschlossen.[12] Eine Besonderheit in diesem Vertrag liegt in der indikationsunabhängigen und sektorübergreifenden Versorgung. Der geschlossene Vertrag beinhaltet das Einspar-Contracting, indem sich die Finanzierung aus der Abweichung der Versorgungskosten zu den RSA ermittelten Normenkosten ergibt. Ziel dieser Untersuchung ist die Über-, Unter- und Fehlversorgung. Hierbei wurden *Pay-for-Perfomance* (P4P) Programme, *Preferred Provider Organization Settings* oder auch *Patient-centered Medical Homes* für die Daten evaluiert. Gemessen an den Untersuchungen ergaben sich tendenziell signifikante Verbesserungen in der Versorgung der untersuchten Indikatoren.[13]

---

[10] M. Schauppenlehner; M. Aichinger; N. Hiegl, (o.J.), S. 7.
[11] M. Schauppenlehner; M. Aichinger; N. Hiegl, (o.J.), S. 7.
[12] Vgl. A. Siegel; I. Köster; P. Ihle, (2016), S. 27.
[13] Vgl. A. Siegel; I. Köster; P. Ihle, (2016), S. 27-37.

3 Erfolg der integrierten Versorgung

Zum 01.10.1999 wurde das Pilotprojekt als Versorgungsmodell „Prosper" in der Region Bottrop von der Bundesknappschaft und dem Bundesverband der Knappschaftsärzte zur Versorgung der Grundlage nach § 63 ff. SGB V eingeführt. Inzwischen ist „Prosper" ein fester Bestandteil der Versorgung der Knappschaft. Infolge des integrierten Versorgungsmodells „Prosper" der Bundesknappschaft, wurde ein integriertes Netzwerk entwickelt. Hierbei schlossen sich Knappschaftsärzte einer Region zu einem Geflecht um ein regiebetriebenes Knappschaftskrankenhaus vereint, in dem die Arbeitsebene dieses Netzwerks eine Konferenz für die Ärzte ermöglicht.[14] Diese bilden Arbeitsgruppen und Qualitätszirkel, in denen Leitlinien und Konzepte erarbeitet werden. Es wurde eine sektorübergreifende elektronische Patientenakte eingeführt, die intranetbasiert ist und für Transparenz sorgen soll. Um die Wirtschaftlichkeit bestimmen zu können, wurden zwei Gruppen gebildet. Diese sind die Netz- und die Referenzgruppe, die lediglich zur Gegenüberstellung der Gesamtkosten dienen. Hier ließ sich erkennbar aufweisen, dass es nicht nur eine Reduzierung der Verweildauer um 2,9 Tage, sondern auch eine Einsparung der Kosten um 1,5 Mio. DM gab. Die Studie zeigte, dass die Beteiligten aus vielfältigen Betrachtungen profitieren. Die Versicherten haben einen Ansprechpartner und reibungslose interdisziplinäre Versorgung. Weiterhin werden Telefon-Services rund um gesundheitliche Fragen und Beschwerden angeboten. Die Knappschaftsärzte hingegen haben Gestaltungsmöglichkeiten in Form der Selbstverwaltung im Netzvorstand und der Netzkonferenz. Die Qualitätszirkel ermöglichen eine Qualitätssteigerung und Verbesserung der Arbeitsabläufe. Zudem führt das EDV-System zu einer Optimierung der zu Verfügung stehenden Patientendaten. Aus der Sicht des Krankenhauses ergibt sich der Vorteil, dass sich das Krankenhaus auf die Kernkompetenzen konzentrieren kann, da die Serviceleistungen bereits durch das Netz getragen werden. Für die Bundesknappschaft trägt ein gut funktionierendes Netz zum Gewinn des Images bei. Darüber hinaus entlastet das Wirtschaftlichkeitspotenzial die Ausgaben der Gesundheitssicherung.[15]

---

[14] Vgl. A. Schöller, (2003).
[15] Vgl. A. Schöller, (2003).

Im Großen und Ganzen sind, laut der Schätzung der Knappschaft, die Ausgaben der Selektivversicherten pro Kopf um etwa 5% geringer als die Kollektivversorgung. Weiterhin ergeben sich aus den Einschätzungen der Knappschaft die Haupterfolgsquellen der IV aus dem Bereich der Krankenhaus- und Arzneimittel. Allerdings ist die Beteiligung der niedergelassenen Ärzte konstitutiv, was den finanziellen Erfolg der IV anbelangt. Die Leistungen des ambulanten und stationären Sektors werden substituiert.

4 Disease- Management- Programm

4.1 Definition

Die DMP sind strukturierte Behandlungsprogramme für Menschen, die unter einer chronischen Krankheit leiden.[16] Anhand des Programms soll eine sektorübergreifende Versorgung der Krankheitsstadien gewährleistet werden, die sich auf die Erkenntnisse der evidenzbasierten Medizin stützt.[17] Diese standardisierten Prozesse, auch *guidelines* genannt, orientieren sich an den wissenschaftlich anerkannten Leitlinien. Die DMP soll den chronisch Erkrankten Hilfeleistungen bieten, um mit ihrer Erkrankung umzugehen und damit eine Verbesserung und Erhaltung der Lebensqualität zu erreichen. Insgesamt soll eine erhöhte Versorgungsqualität für die chronisch erkrankten Patienten ermöglicht werden.

4.2 Ziel

Das Hauptziel des DMP ist, die mit der chronischen Erkrankung verbundenen Beschwerden zu verringern und das Fortschreiten zu verhindern. Des Weiteren wird mittels des DMP versucht, Komplikationen, Folgeschäden, sowie die Begleiterkrankungen zu umgehen. Außerdem wird, anhand der strukturierten Behandlung, erlernt, nicht nur mit dieser Erkrankung umzugehen, sondern mit der Erkrankung zu leben. Es eröffnet Möglichkeiten, um im Alltag zurechtzukommen. Dies trägt lediglich zur Verbesserung der Lebensqualität bei.

Darüber hinaus gelingt, anhand der DMP, eine bessere Kooperation zwischen den unterschiedlichen Fachspezialisten und den Einrichtungen, u.a. zwischen den Allgemein- und Fachärzten, Kliniken und Reha-Einrichtungen. Zudem führt dies auch zu Abstimmungen der Behandlungsschritte unter den Fachkräften, wodurch Doppeluntersuchungen vermieden werden.[18]

---

[16] M. Litsch (Vorstand), AOK, (o.J).
[17] J. Peter, AOK, (o.J.).
[18] J. Peter, AOK, (o.J.).

4.3 Chronische Erkrankungen

Zeitraum	Chronische Erkrankung
ab 2002	Diabetes mellitus Typ II
ab 2002	Brustkrebs
ab 2003	KHK
ab 2004	Diabetes mellitus Typ I
ab 2005	Asthma bronchiales
ab 2005	COPD
ab 2009	Erweiterung KHK
Vorbereitung	Rückenschmerzen
Vorbereitung	Depressionen

Tabelle 1: Krankheiten, die im DMP behandelt werden
(Quelle: Eigene Darstellung).

4.4 Funktion

4.4.1 Verträge

Die rechtlichen Grundlagen für die im DMP aufgelisteten chronischen Erkran-kungen sind in den DMP Verträgen Nordrhein festgelegt. Nach diesen Verträ-gen werden die Regelungen für die vertragsärztliche Versorgung vereinbart.

4.4.2 Einschreibung

Für Patienten, die unter der chronischen Krankheit leiden und für die die Durchführung einer medikamentösen oder nichtmedikamentösen Therapie in Aussicht steht, besteht die Möglichkeit sich in das strukturierte Behandlungs-programm einzuschreiben. Zu beachten ist, im Falle einer Schwangerschafts-diabetes, die auch als Gestationsdiabetes bezeichnet wird, dass die Teil-nahme am DMP nicht möglich ist und diese Patienten ausgeschlossen wer-den. Der Patient unterschreibt nach Rücksprache die Teilnahme-/Einwilli-gungserklärung (TE/EWE) und willigt so der Teilnahme am DMP ein. Mit der TE/EWE bestätigt der Patient u.a. die Programm- und Versorgungsziele zu kennen, welchen koordinierenden Arzt der Patient ausgewählt hat und autorisiert die Datennutzung. Diesbezüglich erhält er das Patientenmerkblatt und die Datenschutzinformationen.[19] Hierbei bedarf die Einwilligung an der Teilnahme des Behandlungsprogramms der Schriftform. Es erfolgt eine Bestätigung der Teilnahme- und Einwilligungserklärung des Patienten.[20]

4.4.3 Dokumentation

Dieser Bestandteil ist für das DMP die standardisierte und strukturierte Dokumentation. Schließlich dient das DMP als Ausgangspunkt für die Informations- und Steuerungsprozesse. Dabei bildet das DMP das Fundament für die Erstellung der Arzt-Feedbackberichte. Wie bereits erwähnt, fungiert das DMP als Basis für wissenschaftliche Evaluation. Zudem wird das DMP als Informationsspeicher für den Arzt und den Patienten klassifiziert. Mithilfe des DMP ist es möglich, die Behandlungsziele gemeinsam zu vereinbaren.[21]

4.4.4 Datenfluss

Anmerkung der Redaktion: Abbildung musste aus urheberrechtlichen Gründen entfernt werden.

Abbildung 2: Planung des Datenflusses im Behandlungsprogramm und die Institutionen der Daten
(Quelle: AOK- Bundesverband)

---

[19] Vgl. J. Peter, AOK, (o.J.).
[20] Vgl. J. Peter, AOK, (o.J.).
[21] J. Peter, AOK, (o.J.).

Die grafische Abb. 1 zeigt die Planung des Datenflusses im Behandlungsprogramm, sowie die Institutionen mit den Daten. Die elektronische Erfassung der DMP-Dokumentationen wird an die Datenstelle übermittelt. Die Datenstelle ist sowohl für die Sammlung, als auch für die Aufbereitung der Daten zuständig. Dabei werden die Daten geprüft und ggf. die Ärzte beauftragt, eine Korrektur der fehlerhaften Dokumentationen vorzunehmen. Im Anschluss erfolgt eine Weiterleitung der Daten an die gemeinsame Einrichtung der Ärzte und an die KK, da sie für die ärztliche Qualitätssicherung von Bedeutung sind. Für die KK dienen die Daten lediglich als Grundlage, einerseits für die Steuerung der Programmabläufe und andererseits für die Betreuung der und Informationen über die Teilnehmer. Außerdem stellen die KK die Daten sowohl für die Evaluation, als auch für die Kosten der Behandlungsprogramme zur Verfügung. Bevor eine Weiterleitung der Daten an externe Sachverständige erfolgt, wird eine Pseudonymisierung vorgenommen, sodass keine Rückschlüsse mehr auf die Einzelperson möglich sind. Denn schließlich unterliegen sie den Datenschutzbestimmungen.

4.4.5 Schulungen

Das DMP ermöglicht den „Zugang zu strukturierten, evaluierten, zielgruppenspezifischen und publizierten Schulungs- und Behandlungsprogrammen"[22]. Hierbei erhalten die Patienten durch gezielte Beratungsangebote Unterstützung, wie bspw. Herzsportgruppen bei koronare Herzkrankheit (KHK), Ernährungsberatung und Einweisung der Stoffwechselselbstkontrolle bei Diabetikern.

4.4.6 Vergütung

Da die Teilnahme an dem strukturierten Behandlungsprogramm für den beteiligten Arzt mit zusätzlichem Arbeitsaufwand verbunden ist, erfolgt für diesen Mehraufwand eine Vergütung seitens der KK. Diese Vergütung ist in dem § 34 ff. des DMP-Vertrages vereinbart.

---

[22] J. Peter, AOK, (o.J.).

5 Erfolg der DMP

5.1 Ergebnisse der Studien

5.1.1 ELSID-Studie

Seitens der Abteilung Allgemeinmedizin und Versorgungsforschung des Universitätsklinikums Heidelberg, erfolgte die Durchführung einer prospektiven, kontrollierten Studie.[23] Hierbei fand ein Vergleich der Behandlungsergebnisse von DMP-Teilnehmern und Nicht-DMP-Teilnehmern statt. Die ELSID-Studie befasste sich sowohl mit den medizinischen Daten und Ergebnissen aus den Patientenbefragungen, als auch mit den gesundheitsökonomischen Parametern, unter Berücksichtigung der Verordnungen oder Klinikanweisungen. Des Weiteren wurde die ELSID-Studie von dem Universitätsklinikum Heidelberg initiiert, jedoch wurden die Kosten vom AOK- Bundesverband getragen.

Wird ein Blick auf die Sterblichkeit bei Patienten mit Diabetes mellitus, die am DMP teilnahmen und bei Patienten mit Diabetes mellitus, die nicht am DMP teilnahmen, geworfen, so lässt sich feststellen, dass die Sterblichkeitsquote der DMP Patienten deutlich niedriger ist.[24] Nach der Evaluierung der Heidelberger Forscher ist eine Verbesserung gegeben, da für die Patienten und Ärzte die gesundheitlichen Komplikationen und präventive Maßnahmen der Probleme der Patienten vorgenommen werden. Die Patienten nehmen regelmäßig die Untersuchungstermine und die Vereinbarung von Therapiezielen wahr. Ebenso werden Schulungen durchgeführt und gezielt Informationen erlangt. Außerdem werden die DMP-Patienten offenbar mehr sozial unterstützt. Des Weiteren orientieren sich die Arzneimittel-Verordnungen bei den DMP-Teilnehmern mehr an den Leitlinien als bei den Nicht-Teilnehmern. Darüber hinaus können Patienten, die an mehreren Erkrankungen erleiden, vom DMP profitieren, indem sie ihre Lebensqualität verbessern. Laut einer Befragung zu der gesundheitsbezogenen Lebensqualität, erlangen die DMP-Patienten signifikant bessere Werte als die Patienten in der Regelversorgung. Im Hinblick

---

[23] Vgl. B Hagen; S. Groos; J. Kretschmann; A. Weber; S. Blaschy; Dr. L. Atlenhofen, (2009).
[24] Vgl. A. Misksch; K. Hermann; J. Trieschmann; M. Heiderhoff; G. Laux; T. Roesmann; J. Szecsenyi, (2008).

auf die Geschlechter haben DMP-Frauen mehr Vorteile bei der Lebensqualität als DMP-Männer.

Sind die Kosten für die Versorgung in Betracht zu ziehen, so lässt sich feststellen, dass in der gesamten Betrachtung die DMP-Patienten in der Versorgung geringere Kosten aufweisen als die Diabetiker in der Regelversorgung.

Auch fühlen sich die DMP-Teilnehmer der Diabetes mellitus besser versorgt als die Nicht-DMP-Teilnehmer. Im Rahmen der Studie ergab sich bei der Patientenbefragung bei den DMP-Teilnehmern mehr Zufriedenheit in dem Ablauf und der Organisation ihrer Behandlung als bei den Patienten mit der Regelversorgung.[25] So werden sie beispielsweise öfter nach ihren Vorstellungen bei der Gestaltung des Behandlungsplanes befragt.[26]

5.1.2 KORA- Studie

Mit der Einführung der DMP liegt eine deutliche Verbesserung der Qualität in der Versorgung für Typ-II Diabetiker vor. Dieses Ergebnis ist aus der Studie des Helmholtz-Zentrums München in Kooperation mit dem AOK-Bundesverband zu entnehmen. Diese bevölkerungsrepräsentative Stichprobenstudie basiert auf Daten von Patienten aus der Region Augsburg.[27] Hierbei fanden Vergleiche von DMP-Teilnehmern und von Nicht-DMP-Teilnehmern mit der chronischen Erkrankung Diabetes mellitus statt. Es wurden Interviews, Fragebögen und med. Untersuchungen durchgeführt.[28]

Diese Studie ergab die nachfolgend aufgeführten Zentralergebnisse:

Eine notwendige Kontrolluntersuchung wurde bei den DMP-Teilnehmern öfter vorgenommen als bei den Nicht-DMP-Teilnehmern. Des Weiteren führte die Wahrnehmung von Patientenschulungen zu Vorteilen. Auch ergab sich, dass die DMP-Teilnehmer die verschriebenen Medikamente für ihre Erkrankung eher einnehmen. Darüber hinaus erzielten die DMP-Teilnehmer einen besseren Blutdruckwert als die Nicht-DMP-Teilnehmer. Resultierend hieraus ließ sich feststellen, dass ein signifikanter Teil der DMP-teilnehmenden Raucher mit

[25] Vgl. E. J. van Lente; P. Willenborg; B. Egger, (2008).
[26] Vgl. E. J. van Lente; P. Willenborg; B. Egger, (2008).
[27] Vgl. H. Reichelt, (2009).
[28] Vgl. H. Reichelt, (2009).

dem Rauchen aufgehört hat.[29] Interessanterweise nahmen auch die Nicht-DMP-Teilnehmer regelmäßig am Sport teil. Offensichtlich liegt hier, was Sportaktivitäten angeht, Verbesserungsbedarf bei den DMP-Teilnehmern vor. Allerdings ließ sich das Übergewicht bei den DMP-Teilnehmern nicht beeinflussen. Während dieses Beobachtungszeitraums, stieg in beiden Gruppen der Langzeit-Blutzuckerwert (HbA1c) um ca. 0,3% an. Nichtsdestotrotz lag der mittlere HbA1c mit 6,8% in einem guten Bereich.

Die KORA-Studie untersuchte einen repräsentativen Teil der Bevölkerung. Dabei ergab sich die Datenerhebung aus geschulten und festen Untersuchungsteams, sowie standardisierten Methoden. Ein Problem liegt darin, dass die Studie aus einer relativ geringen Fallzahl der untersuchten Diabetiker resultiert.

Des Weiteren zeigte die Auswertung, im Hinblick auf die Grundlage der KORA-Daten zum DMP, ebenso Differenzen in der Versorgung von KHK auf.[30] Insbesondere erhielten die DMP-Teilnehmer der KHK eine leitliniengerechtere Medikation als die Nicht-DMP-Teilnehmer. Obwohl es keinerlei gravierende Veränderungen in der Lebensqualität und des BMI während der Laufzeit gab, so ergaben sich jedoch Änderungen in der Einstellung bei den Rauchern der DMP-Teilnehmer.

5.2 Bundesauswertungen der AOK

Für die Bekanntmachung und Veröffentlichung der gesetzlichen Evaluation der DMP fanden seitens des AOK- Bundesverbands mehrere Sonderauswertungen statt. Diese wurden von drei unterschiedlichen Forschungsinstituten konzipiert, die u.a. von den Forschungsinstituten infas, Prognos und wissenschaftliches Institut der Ärzte Deutschlands (WIAD) durchgeführt wurden.[31] Diese Evaluationsinstitute erstellten anhand dieser Ergebnisse einen bundesweiten Bericht zusammen.

[29] Vgl. H. Reichelt, (2009).
[30] Vgl. J. Peter, (o.J.).
[31] Vgl. C. Günster; J. Klose; N. Schmacke, (2011), S. 62.

5.2.1 Diabetes Mellitus Typ II

Die Autoren referieren in einer Zeitschrift mit dem Titel „Monitor Versorgungsforschung" über die Ergebnisse der Längsschnittbetrachtung. Dabei sind rund 200.0000 Patienten untersucht worden. Diese Patienten waren im Zeitraum vom 1. HJ. 2003 bis einschließlich 1. HJ. 2004 in das Programm der AOK für Typ-II-Diabetiker eingeschrieben und haben ununterbrochen 13 Teilnahme-HJ am Programm teilgenommen. Die analytische Parameter-Betrachtung ließ eine positive Entwicklung beobachten. Dabei ist i.d.R. eine Abnahme der Erkrankungen zu sehen.[32]

Die Abschlussberichte der Evaluation für die Jahre 2003 bis 2006 zeigen auf, dass diejenigen, die ununterbrochen an dem DMP für Diabetes mellitus Typ II teilnahmen, eine deutliche Verbesserung wahrnahmen. Aus der analytischen Betrachtung ließ sich die Stabilisierung der Blutzuckerwerte und ein Rückgang der Blutdruckwerte ermitteln. Weiterhin lässt sich erkennbar feststellen, dass ein deutlicher Rückgang im Anteil der Raucherpatienten unter den DMP-Teilnehmern nachweisbar ist. Die Auswertung dieser Ergebnisse wurde seitens der Forscher zu einem bundesweiten Bericht zusammengefasst. Hier sind die Daten von rund 1,25 Mio. Versicherten einbezogen worden.[33]

5.2.2 Koronare Herzkrankheit

Der erste bundesweite Zwischenbericht zur gesetzlichen Evaluation der DMP für Patienten mit KHK wurde im Juli 2008 von der AOK veröffentlicht. Dieser Zwischenbericht intendiert die gesetzliche Evaluation der DMP für Patienten mit KHK.[34] Die Bundesauswertung wies auf, dass die Patienten, die kontinuierlich an dem strukturierten Behandlungsprogramm für chronisch Kranke teilnahmen, innerhalb des Zeitabschnitts von zwei Jahren eine signifikante Verbesserung der med. Werte aufwiesen. Während dieser Zeit wurden für die DMP-Teilnehmer des strukturierten Behandlungsprogramms deutliche Verbesserungen erkennbar. U.a. ergaben sich geringere Folgeerkrankungen, sinkende Blutdruckwerte und die Verringerung von Schmerzsymptomen.

---

[32] Vgl. T. Köhler; J. Leinert; S. Südhof, (2012).
[33] Vgl. C. Günster, J. Klose, N. Schmacke, (2011), S. 63-65.
[34] Vgl. K.V. Stein, (2012).

Außerdem wird eine leitliniengerechtere medikamentöse Therapie bei DMP-Teilnehmern häufiger durchgeführt als bei den Patienten mit der Regelversorgung.[35]

5.2.3 Asthma bronchiales

Es wurden etwa 69.000 Patienten, unter denen sowohl Kinder als auch Erwachsene waren, berücksichtigt, die während dieser Zeit in das Asthma-Programm eingeschrieben waren. Sie wurden untersucht und ihre Daten wurden erfasst. Eine Auswertung der Dokumentationsdaten der Asthmapatienten, die zwischen den Zeiträumen 2006 und 2007 die Entscheidung für die Teilnahme an einem Curaplan-Programm von der AOK trafen, erfolgte. Dabei beobachteten und untersuchten die Wissenschaftler über einen Zeitraum von dreieinhalb Jahren die Entwicklung der medizinischen Werte.

Eine Sonderauswertung zum DMP-Programm für Asthma bronchiales führten die Evaluationsinstitute, u.a. die infas, Prognos und WIAD, durch.[36] Es fand eine Auswertung der Dokumentationsdaten von Asthma-Patienten statt. Diese Sonderauswertung wurde im Oktober 2012 mittels der Evaluationsinstitute im Artikel G+G Spezial mit dem Titel „Strukturiert zum Erfolg" repräsentiert. Bei Patienten, die eine längere und ununterbrochene Teilnahme an dem DMP-Asthma-Programm vornahmen, waren erhebliche Verbesserungen in der Kontrolle der Erkrankung ersichtlich. Während dieser Studie ließ sich signifikant feststellen, dass der Anteil der Patienten, die laut der Dokumentation keine Asthmasymptome aufwiesen, sich von 10% auf ca. 27% steigerte. Im Umkehrschluss ergab sich für Patienten mit Asthmasymptomen ein Rückgang des Anteils von 24 % auf 14,5%.[37]

---

[35] Vgl. C. Günster, J. Klose, N. Schmacke, (2011), S. 65-68.
[36] Vgl. H. Reichelt, (2009).
[37] Vgl. J. Peter, AOK, (o.J.).

6 Fazit

Die IV ermöglicht eine patientenorientierte interdisziplinäre med. Versorgung. Dies geschieht in Form einer engen Kooperation der unterschiedlichen Leistungserbringer (z.b. Ärzte, Krankenhäuser, medizinischen Versorgungszentrum, Reha-Einrichtungen). Dabei erfolgt eine Verbesserung der Qualität, sowie Wirtschaftlichkeit der med. Versorgung. Im Jahr 2004 haben die Gesetzgeber mittels der Modernisierung der GKV die Möglichkeit erlangt, mit den einzelnen Leistungserbringern Verträge zur integrierten Versorgung über Selektivverträge zu schließen. Bei der Änderung des GKV-Versorgungsverstärkungsgesetzes beschlossen die Gesetzgeber die Verträge nach § 73a ff. SGV V i.V.m. § 140a ff. SGV V zu reformieren. Darauf aufbauend wurde zum 01.10.1999 das Pilotprojekt „Prosper" als Versorgungsmodell in der Region Bottrop von der Bundesknappschaft und dem Bundesverband der Knappschaftsärzte zur Versorgung der Grundlage nach § 63 ff. SGB V eingeführt. Im Großen und Ganzen sind, aus der Schätzung der Knappschaft, die Ausgaben der Selektivversicherten pro Kopf um etwa 5% geringer als die der Kollektivversorgung. Weiterhin ergeben sich, aus den Einschätzungen der Knappschaft, die Haupterfolgsquellen der IV aus dem Bereich der Krankenhaus- und Arzneimittel. Allerdings ist die Beteiligung der niedergelassenen Ärzte konstitutiv, was den finanziellen Erfolg der IV anbelangt. Die Leistungen des ambulanten und stationären Sektors werden substituiert. Die DMP sind strukturierte Behandlungsprogramme für Menschen, die unter einer chronischen Krankheit leiden. Anhand des Programms soll eine sektorübergreifende Versorgung der Krankheitsstadien gewährleistet werden, die sich auf die Erkenntnisse der evidenzbasierten Medizin stützt. Die DMP sollen den chronisch Erkrankten Hilfeleistung gewähren, mit ihrer Erkrankung umzugehen und damit eine Verbesserung und Erhaltung der Lebensqualität zu erreichen. Insgesamt soll eine erhöhte Versorgungsqualität für die chronisch erkrankten Patienten ermöglicht werden. Außerdem wird anhand der strukturierten Behandlung erlernt, mit dieser Erkrankung umzugehen. Es werden Möglichkeiten eröffnet, im Alltag zurechtzukommen.

Literaturverzeichnis

Günster, C.; Klose, J.; Schmacke, N. (2011): Schwerpunkt: Chronische Erkrankungen, In: Versorungs-Report 2011, Schattauer, Stuttgart, S.55-83.

Hagen, Dr. B.; Gross, Dr. S.; Kretschmann, J.; Blaschy, S.; Altenhofen, Dr. L. (2009): Qualitätssicherungsbericht 2008, Nordrheinische Gemeinsame Einrichtung Disease-Management-Programme in Nordrhein (Hrsg.), Auflage 2000, Düsseldorf, S.1-185.

Hagen, Dr. B.; Gross, Dr. S.; Kretschmann, J.; Weber, A.; Blaschy, S.; Altenhofen, Dr. L. (2014): Qualitätssicherungsbericht 2010, Disease-Management-Programme in Westfalen-Lippe (Hrsg.), DMP Projektbüro, Köln, S.1-301.

Köhler, Dr. T; Leinert, Dr. J.; Südhof, Dipl. Soz. S. (2012): Ergebnisse der AOK-Bundesauswertungen zur gesetzlichen Evaluation der DMP für die Indikation Diabetes mellitus Typ 2, In: Versorgungsforschung, Unter der URL verfügbar: https://www.monitor-versorgungsforschung.de/Abstracts/kurzfassungen-2012/kurzfassungen-mvf-01-12/ergebnisse-der-aok-bundesauswertungen-zur-gesetzlichen-evaluation-der-dmp-fur-die-indikation-diabetes-mellitus-typ-2e (abgerufen am: 24.07.2020)

Lieschke, L. Dr. rer. pol (2009): Integrierte Versorgung: Ein Modell braucht neue Impulse, Heft 45, Jahrgang 106, Deutsche Ärzteblatt 45/2009, S. A 2228 – A 22380, unter der URL verfügbar: https://www.aerzteblatt.de/archiv/66630 (abgerufen am: 01.08.2020)

Litsch, M. (o.J.): DMP, Von: AOK- Bundesverband.de, unter der URL verfügbar: https://www.aok-bv.de/lexikon/d/index_00296.html, (abgerufen am: 09.06.2020).

Misksch, A.; Hermann, K.; Trieschmann, J.; Heiderhoff, M.; Laux, G. Roesmann, T.; Szecsenyi, J. (2008): Geschlechtsspezifische Unterschiede in der Lebensqualität von Typ-2-Diabetikern im DMP, Eine Befragung von AOK-Versicherten mit und ohne DMP-Einschreibung im Rahmen der ELSID-Studie, Abteilung

Allgemeinmedizin und Versorgungsforschung Universitäsklinikum Heidelberg, In: Das Gesundheitswesen, S. 1-8.

Peter, Dr. J. (o.J.): DMP, Von: AOK- Gesundheitspartner.de, unter der URL verfügbar: https://www.aok-gesundheitspartner.de/nds/dmp/index.html, (abgerufen am: 09.06.2020).

Reichelt, Dr. H. (2009): Studien belegen: DMP verbessern die Versorgung, AOK-Bundesverband (Hrsg.), In: prodialog, Ausgabe 7, Jahrgang 7, Urban & Vogel GmbH Verlag, München, S. 1-8.

Schaupenlehner, M. Mag. (FH); Aichinger, M.; Hiegl, N. (o.J.): populationsbezogene Integrierte Versorgung. Darstellung und Bewertung von europäischen Best-Practice-Versorgungsformen und Erarbeitung von Handlungsempfehlungen für Österreich, Competence Center Integrierte Versorgung (Hrsg.), S.1-133, unter der URL verfügbar: https://www.cciv.at/cdscontent/load?contentid=10008.596535&version =1393845763, (abgerufen am: 02.08.2020)

Schöller, A. Dr. med. (2003): Integrierte Versorgung, Bundesknappschaft als orreiter, In: Deutsche Ärzteblatt, Heft 16, Jahrgang 100, S. A 1041 - 1044, unter der URL verfügbar: https://www.aerzteblatt.de/archiv/36530/Integrierte-Versorgung-Bundesknappschaft-als-Vorreiter (abgerufen am: 02.08.2020)

Stein, K. V. (2012): Strukturiert zum Erfolg, das AOK- Forum für Politik, Praxis und Wissenschaft Sepzial, Gesundheit und Gesellschaft, Ausgabe 10/12, 15 Jahrgang, S. 1-20.

Van Lente, E. J.; Willenborg, P.; Egger, B. (2008): Auswirkungen der Disease-Management-Programme auf die Versorgung chronisch kranker Patienten in Deutschland, eine Zwischenbilanz, Ausgabe 3, AOK Bundesverband Bonn: Nomos, S. 10-17.

Verzeichnis von Rechtsnormen und Rechtsprechung

§ 34 DMP-Vertrag

§ 63 SGB V: Sozialgesetzbuch (SGB) Fünftes Buch (V) - Gesetzliche Krankenversicherung - (Artikel 1 des Gesetzes v. 20. Dezember 1988, BGBl. I S. 2477) § 63 Grundsätze

§ 73a SGB V: Sozialgesetzbuch (SGB) Fünftes Buch (V) - Aufgehoben durch das Gesetz zur Stärkung der Versorgung in der gesetzlichen Krankenversicherung (GKV-Versorgungsstärkungsgesetz) vom 16.07.2015 (BGBl. I S. 1211) mit Wirkung vom 23.07.2015

§ 140 SGB V: Sozialgesetzbuch (SGB) Fünftes Buch (V) - Gesetzliche Krankenversicherung - (Artikel 1 des Gesetzes v. 20. Dezember 1988, BGBl. I S. 2477) § 140 Eigeneinrichtungen

§ 140a SGB V: Sozialgesetzbuch (SGB) Fünftes Buch (V) - Gesetzliche Krankenversicherung - (Artikel 1 des Gesetzes v. 20. Dezember 1988, BGBl. I S. 2477) § 140a Besondere Versorgung

§ 140b SGB V: Sozialgesetzbuch (SGB) Fünftes Buch (V) - Gesetzliche Krankenversicherung - (Artikel 1 des Gesetzes v. 20. Dezember 1988, BGBl. I S. 2477) §§ 140b bis 140d (weggefallen)

§ 140c SGB V: Sozialgesetzbuch (SGB) Fünftes Buch (V) - Gesetzliche Krankenversicherung - (Artikel 1 des Gesetzes v. 20. Dezember 1988, BGBl. I S. 2477) §§ 140b bis 140d (weggefallen)

§ 140d SGB V: Sozialgesetzbuch (SGB) Fünftes Buch (V) - Gesetzliche Krankenversicherung - (Artikel 1 des Gesetzes v. 20. Dezember 1988, BGBl. I S. 2477) §§ 140b bis 140d (weggefallen) - § 140d Abs. 1 S. 2 (BGBl. I, S. 2495) SGB V (2009).

BGBl. I vom 30.12.2006 Art. 1 Nr. 14 Vertragsarztrechtsänderungsgesetz.

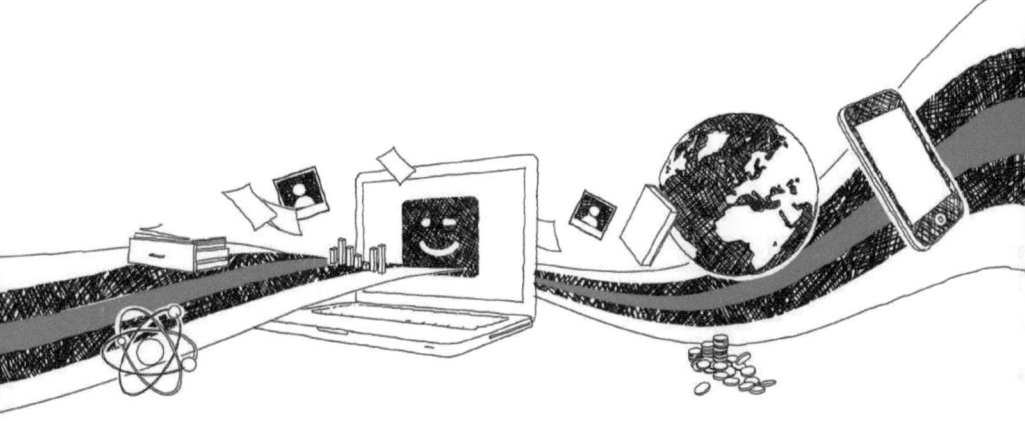
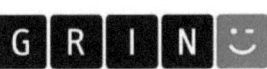